I0757058

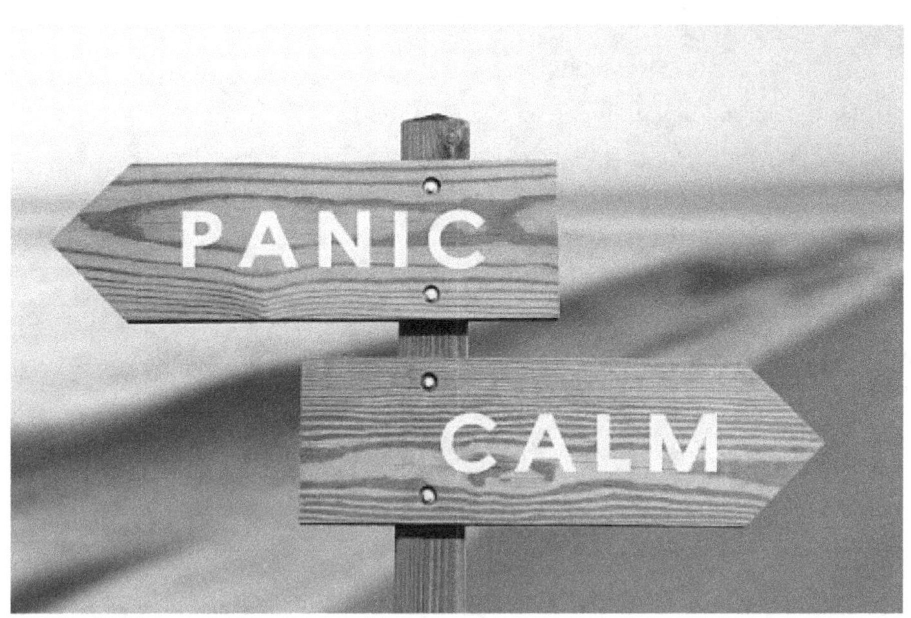

Wie ich meine Klaustrophobie überwand - ein wahre Erfahrungsgeschichte

EINE GESCHICHTE UND ANLEITUNG UM DIE ANGST ZU KONFRONTIEREN UND SICH SELBER ZU ERLÖSEN

Gabriel B. Raya

2023

1 Inhalt

2 Warum dieses Buch?

Als Ingenieur und Wissenschaftler erlebte ich mit etwas über 34 Jahren eine massive Verschlechterung meiner latenten Klaustrophobie-Erkrankung. Ich hatte – soweit ich mich erinnern kann – seit ich etwa 14 Jahre alt war nie eine freundschaftliche Beziehung zu engen Räumen und Lifte, doch Bus- und Zugfahrten wie auch enge Discoräume (ab 18 selbstverständlich) oder Enge in Stadien, Kinos und Theater machte mir nichts aus. Ich hatte meine Klaustrophobie nicht besonders auf dem Radar. Wenn möglich vermied ich ab und zu ein Lift, wenn er nicht sehr vertrauenswürdig war. Wir hatten in unserer Universität, während meinem Studium, ein Lift, der ziemlich alt war und ab und zu stecken blieb. Diesen vermied ich. Aber zum Beispiel, um in die Bibliothek zu gelangen, mussten wir doch in den sechsten Stock laufen, und dazu nahm ich doch lieber den Lift, außer vielleicht in der Rushhour.

Mit etwas über 31 Jahren wurde ich zum ersten Mal Vater und mit 34 hatte ich bereits 2 Firmen gegründet und war in meiner zweiten Firma angestellt. Ab etwa 34 erlebte ich eine kontinuierliche Verschlechterung meiner Panikattacken und die Geschwindigkeit, wie sie sich verschlechterte, machte die Situation schnell unerträglich. Ich begann bei jeder potenziellen Reise nicht mehr mir Sorgen über das Reiseziel, oder was ich dort machen würde oder ähnliches zu machen, sondern mit welchem Verkehrsmittel würde ich fahren. Werde ich im Stau stehen, hat es einen Tunnel, wird der Zug voll sein, hat es eine Gondel, etc.

Der Höhepunkt war so schlimm, dass das Anstehen in einer Autoschlange vor einem Tunnel unerträglich und angsteinflößend war und ich eine volle Straßenbahn sofort verließ, wenn noch mehr Passagiere einstiegen. Ich konnte auch nicht in einem Hörsaal in einer Sitzreihe sitzen, bei welcher ich zwischen mehreren Zuhörern eingesperrt war. Dort «eingesperrt» zu sein und nicht frei entscheiden zu können, wann ich den Saal verlassen kann, war für mich unerträglich. Ich begann zu Schwitzen und mein Puls erhöhte sich. Das spannende war, ich wusste eigentlich nicht – und weiß es heute noch nicht – von was ich genau Angst hatte. Es war nicht eine Angst, dass ich ohne Sauerstoff bleibe und ersticke, oder dass ich zusammengepresst werde. Es war vielmehr eine diffuse Angst so eng mit anderen Menschen zusammengepfercht zu sein und keine Möglichkeit zu haben, von dieser Situation zu entfliehen. Eigentlich fürchtete ich mich davor nicht selbst die Kontrolle der Situation zu haben.

Ich schreibe dieses Buch 15 Jahre nachdem ich das erste Mal in die Praxis für Angststörungen des Universitätsspital meiner Heimatstadt gegangen bin. Ich hatte ca. 12 Behandlungen mit meinem Psychologen innerhalb von etwa 4 Monaten. Da ich das selbst bezahlen musste – auf die Gründe möchte ich jetzt nicht eingehen - wurde das mir doch langsam zu teuer und ich sagte meinem Psychologen, die Situation ist jetzt wieder händelbar und beendete die Behandlung. Ich machte mit den Übungen weiter und las während der Behandlung aber auch danach zahlreiche Bücher und Artikel zu Angststörungen. Selbstverständlich war ich nach der Behandlung nicht sofort geheilt als sei nichts gewesen und dachte nicht und nie mehr an Klaustrophobie, doch ich lernte mit den Symptomen umzugehen und mich zu beruhigen und die Überreaktion zu vermeiden. Bereits nach Beendigung der Behandlung war meine Lebensqualität deutlich höher und ein paar Monate später schon fast auf dem Höhenpunkt. Die einzige unangenehme

Situation war noch das Fliegen. Da ich nicht so häufig flog, war das üben etwas schwieriger. Ich war vorher geheilt, schreibe meine Geschichte jedoch erst 15 Jahre nach besagtem Besuch im Universitätsspital. Heute kann ich problemlos in der vollen Straßenbahn fahren, Lift fahren, Zug fahren, an Tunnel anstehen, im Stau durch Tunnels fahren und mit dem Flugzeug fliegen. Sogar im Stau von Antwerpen durch einen Tunnel unterhalb der Schelde bin ich problemlos gefahren. Ich mache es. Selbstverständlich mag ich lieber, wenn der Tunnel nicht voll ist, das Flugzeug leer, aber ich kann verschiedenste Verkehrsmittel benützen und Orte besuchen, ohne eine Panikattacke zu haben. Ohne Angst zu haben. Meine Lebensqualität ist eine andere. Ich bin wieder frei.

Als ehemaliger stark betroffener von Klaustrophobie und Panikattacken ist es mir ein Anliegen ein Buch darüber zu schreiben, um meine Erfahrungen zu teilen und den Weg wie ich gelernt habe ohne Klaustrophobie zu leben. Ich denke es ist eine interessante und informative Lektüre für Menschen, die mit dieser Phobie zu kämpfen haben oder mehr darüber erfahren möchten. Dieses Buch beinhaltet sowohl eine gründliche Recherche mit Büchern und Artikeln von Experten und fast den Stand der Wissenschaft zusammen. Es zeigt auch meine persönlichen Erfahrungen mit Klaustrophobie und der Weg zur Besserung. Dieses Buch soll als Stütze für Menschen in einer ähnlichen Situation wie meine sein.

Ich möchte mich an dieser Stelle bei meinem Psychologen und beim Team für Angststörungen des Universitätsspital meiner Heimatstadt, bei meiner Familie und bei allen Menschen, die mich während dieser herausfordernden Lebensphase begleitet haben, bedanken. Ich kann jetzt wieder ein normales Leben führen, fliegen, Zugreisen machen, Busfahren und Liftfahren. Etwas, was ich vor meiner Therapie nicht mehr geschafft habe und meine Lebensqualität massiv eingeengt hatte.

Dieses Buch dient als Begleitung mit Auszügen aus dem Leben eines Betroffenen. Es soll als Stütze dienen, um Menschen in der gleichen Situation einfach zu helfen. Es ersetzt in schlimmen Fällen nicht eine professionelle Therapie, wirkt jedoch sicher unterstützend oder als Katalysator damit Menschen in einer ähnlichen Situation einen einfachen Zugang haben und wissen, was auf sie zukommen könnte. In leichten Fällen kann es jedoch auch dazu dienen, selbst die Klaustrophobie in den Griff zu bekommen.

3   Einführung in das Thema

3.1   WAS IST EIGENTLICH KLAUSTROPHOBIE?

Schaut man sich zuerst die Definition in einschlägigen Fachbüchern an so ist Klaustrophobie eine Form der Angststörung und eine spezifische Phobie, die durch die Furcht oder einer extremen Angst vor engen oder geschlossenen Räumen gekennzeichnet ist [1]. Menschen mit Klaustrophobie können in Situationen wie z.B. Aufzügen, engen Gängen, Flugzeugen oder kleinen Räumen wie Kammern oder Schränken extreme Angst und Panik empfinden und oft ein Gefühl von Verlust der Kontrolle erleben. Die Symptome von Klaustrophobie können von Person zu Person unterschiedlich sein, aber oft sind sie ähnlich wie bei anderen Angststörungen [1]. Typische Anzeichen von Klaustrophobie sind unter anderem beschleunigter Herzschlag, Atemnot,

Schweißausbrüche, Herzklopfen, Zittern, Schwindelgefühl, Übelkeit und das Gefühl, die Kontrolle zu verlieren. Klaustrophobie kann das tägliche Leben stark beeinträchtigen und in einigen Fällen sogar zu einer Vermeidung von engen oder geschlossenen Räumen führen, was die Lebensqualität stark einschränken kann [2].

Es gibt verschiedene Faktoren, die zur Entwicklung von Klaustrophobie beitragen können, wie z.B. traumatische Erfahrungen in engen oder geschlossenen Räumen, genetische Veranlagungen, bestimmte Persönlichkeitsmerkmale oder auch eine negative Einstellung gegenüber Enge oder Geschlossenheit [2].

Behandlungsmöglichkeiten für Klaustrophobie können je nach Schweregrad der Symptome variieren. Dazu gehören kognitive Verhaltenstherapie, Expositions-Therapie und Medikamente. Die meisten Menschen mit Klaustrophobie können lernen, ihre Symptome zu kontrollieren und ein normales Leben führen.

3.2 WIE HÄUFIG IST KLAUSTROPHOBIE?

Angststörungen sind sehr häufig verbreitet. Laut der Weltgesundheitsorganisation (WHO) leiden weltweit etwa 264 Millionen Menschen an Angststörungen. In den USA beträgt die Prävalenz von Angststörungen etwa 18,1% der Erwachsenen. In Europa leiden rund 14% der Bevölkerung an Angststörungen. Angststörungen treten bei Frauen etwa doppelt so häufig auf wie bei Männern. Die häufigste Form von Angststörungen ist die generalisierte Angststörung, gefolgt von sozialer Phobie, spezifischen Phobien, Panikstörungen und Agoraphobie.

Es ist wichtig zu beachten, dass Angst an sich ein normales und notwendiges Gefühl ist, um uns vor potenziellen Bedrohungen zu schützen. Wenn jedoch Angst in einer Weise erlebt wird, die unser tägliches Leben beeinträchtigt, dann sprechen wir von einer Angststörung. Es gibt viele Faktoren, die zu Angststörungen beitragen können, einschließlich genetischer Veranlagung, Trauma, Umweltfaktoren und Stress.

Eine Metaanalyse von 2016 [3], die 63 Studien einschloss, ergab, dass die geschätzte Lebenszeitprävalenz (das Risiko, im Laufe des Lebens Klaustrophobie zu entwickeln) bei 4,6% lag. Die geschätzte 12-Monats-Prävalenz (das Risiko, in den letzten 12 Monaten Klaustrophobie zu erleben) lag bei 3,4%.

Es ist jedoch wichtig zu beachten, dass die Prävalenzraten je nach Population und Diagnosekriterien variieren können. Zum Beispiel können Menschen, die an einer Angststörung oder einer posttraumatischen Belastungsstörung leiden, ein höheres Risiko für Klaustrophobie haben als Menschen ohne diese Störungen.

Es gibt auch einige Studien, die zeigen, dass Frauen eher an Klaustrophobie leiden als Männer. Eine Studie, die 2001 in der Zeitschrift "Psychiatry Research" veröffentlicht wurde, ergab, dass Frauen ein höheres Risiko für Klaustrophobie haben als Männer. Die Studie basierte auf einer Umfrage von mehr als 1.000 Personen und ergab, dass die geschätzte Lebenszeitprävalenz von Klaustrophobie bei Frauen bei etwa 5% lag, während sie bei Männern bei etwa 3% lag [4].

Darüber hinaus können Klaustrophobie-Symptome bei Menschen mit anderen psychiatrischen Störungen, wie beispielsweise Panikstörung, generalisierter Angststörung oder sozialer Angststörung, auftreten.

Es ist auch bekannt, dass bestimmte Umstände oder Erfahrungen das Risiko für Klaustrophobie erhöhen können, wie z.B. das Eingesperrt sein in einem engen Raum oder der Verlust der Orientierung in einem dunklen Raum. Es ist wichtig zu beachten, dass Klaustrophobie eine behandelbare Erkrankung ist, und dass es verschiedene Arten von Therapien gibt, die helfen können, die Symptome zu lindern oder zu beseitigen.

3.3 SYMPTOME VON KLAUSTROPHOBIE

Die Symptome bei Klaustrophobie können von Person zu Person unterschiedlich sein und können je nach Schweregrad der Angst variieren. Typische Symptome sind jedoch:

- Angst oder Panik in engen oder geschlossenen Räumen, wie Aufzügen, Tunnels oder engen Fluren.

- Das Vermeiden von Situationen, die eng oder geschlossen sind, wie z.B. öffentliche Verkehrsmittel oder Konzerte.

- Herzrasen, schneller Puls oder erhöhte Atmung.

- Schwitzen oder Zittern.

- Übelkeit oder Schwindel.

- Das Gefühl, eingeschlossen zu sein oder keine Kontrolle zu haben.

- Das Bedürfnis, aus der Situation zu fliehen oder zu entkommen.

Wenn diese Symptome auftreten und dazu führen, dass eine Person ihr tägliches Leben beeinträchtigt oder sie daran hindert, bestimmte Aktivitäten auszuführen, kann dies ein Anzeichen für Klaustrophobie sein. Es ist wichtig zu beachten, dass Klaustrophobie eine behandelbare Erkrankung ist, und dass es verschiedene Arten von Therapien gibt, die helfen können, die Symptome zu lindern oder zu beseitigen.

Eine Person mit Klaustrophobie kann auch körperliche Symptome wie Schweißausbrüche, Zittern, Übelkeit, Schwindel oder Ohnmacht erleben. Diese Symptome können auch auftreten, wenn die Person nur an eine Situation denkt, die ihr Angst macht, oder wenn sie sich in einer ähnlichen Situation befindet.

Zusätzlich kann Klaustrophobie auch soziale oder berufliche Schwierigkeiten verursachen. Eine Person kann bestimmte Situationen, die ihr Angst machen, vermeiden, wie z.B. das Betreten von Aufzügen oder Flugzeugen. Dies kann zu Einschränkungen im Alltag führen, die die Lebensqualität beeinträchtigen können. In manchen Fällen kann Klaustrophobie auch zu Arbeitsplatzproblemen führen, insbesondere wenn der Job eng mit der Nutzung von Aufzügen, engen Räumen oder anderen Situationen verbunden ist, die der betroffenen Person Angst bereiten.

Es ist wichtig zu betonen, dass Klaustrophobie nicht immer von allein verschwindet, sondern professionelle Hilfe benötigen kann. Eine psychotherapeutische Behandlung wie kognitive Verhaltenstherapie oder Expositionstherapie kann eine effektive Methode zur Behandlung von Klaustrophobie sein. Es ist auch möglich, Medikamente wie Angstlöser oder Antidepressiva zu verschreiben, um die Symptome zu lindern. Eine erfolgreiche Behandlung hängt jedoch davon ab, dass die betroffene Person bereit ist, Hilfe in Anspruch zu nehmen und aktiv an der Behandlung teilzunehmen.

Klaustrophobie kann auch mit anderen psychischen Erkrankungen, wie generalisierter Angststörung, Panikstörung oder posttraumatischer Belastungsstörung, einhergehen. In diesen Fällen kann es schwieriger sein, die Symptome zu behandeln, da die betroffene Person möglicherweise zusätzliche therapeutische Interventionen benötigt.

Es ist auch wichtig zu beachten, dass Klaustrophobie ein ziemlich verbreitetes Phänomen ist und dass viele Menschen darunter leiden. Es gibt verschiedene Methoden, um mit Klaustrophobie umzugehen, einschließlich Entspannungstechniken wie Meditation, Yoga oder Atemübungen. Es kann auch hilfreich sein, Techniken zur Stressbewältigung zu erlernen und die eigene Einstellung zu ändern, um die Angst zu reduzieren.

Insgesamt ist es wichtig, die Symptome von Klaustrophobie zu erkennen und sich gegebenenfalls professionelle Hilfe zu suchen, um eine angemessene Behandlung zu erhalten. Mit der richtigen Unterstützung und den richtigen Werkzeugen kann es möglich sein, die Symptome zu lindern und ein erfülltes Leben zu führen

3.4 DIAGNOSE UND BEHANDLUNG VON KLAUSTROPHOBIE

Klaustrophobie kann von einem qualifizierten Fachmann diagnostiziert werden, wie z.B. einem Psychiater oder Psychologen. Die Diagnose basiert in der Regel auf einer umfassenden klinischen Beurteilung, die eine Diskussion über die Symptome, die Dauer und die Schwere der Angstzustände sowie die Auswirkungen auf das tägliche Leben der betroffenen Person umfasst.

Der Fachmann kann auch eine körperliche Untersuchung durchführen, um sicherzustellen, dass keine zugrunde liegenden medizinischen Ursachen für die Symptome vorliegen. In einigen Fällen kann es notwendig sein, zusätzliche Tests oder Bildgebungstests durchzuführen, um andere Erkrankungen auszuschließen.

Es ist wichtig zu betonen, dass die Diagnose von Klaustrophobie nicht immer einfach ist, da die Symptome von Person zu Person unterschiedlich sein können und auch andere Angststörungen ähnliche Symptome aufweisen können. Daher ist es wichtig, einen Fachmann aufzusuchen, der in der Lage ist, eine korrekte Diagnose zu stellen und eine angemessene Behandlung zu empfehlen.

Wenn eine Klaustrophobie diagnostiziert wird, kann der Fachmann verschiedene Behandlungsmöglichkeiten vorschlagen, einschließlich kognitiver Verhaltenstherapie, Expositionstherapie oder Medikationen wie Angstlöser oder Antidepressiva. Die Wahl der Behandlung hängt von der Schwere der Symptome und den individuellen Bedürfnissen der betroffenen Person ab.

Wenn eine Klaustrophobie diagnostiziert wird, kann der Fachmann verschiedene Behandlungsmöglichkeiten vorschlagen. Eine bewährte Therapiemethode ist die kognitive Verhaltenstherapie. Dabei lernt die betroffene Person, ihre negativen Gedanken und Ängste in Bezug auf enge oder geschlossene Räume zu identifizieren und zu bewältigen. Ziel ist es, dass die Person lernt, ihre Angst zu kontrollieren und ihre Reaktionen auf engen oder geschlossenen Räumen zu verändern.

Eine weitere Therapieform ist die Expositionstherapie, bei der die betroffene Person schrittweise an engere oder geschlossene Räume gewöhnt wird. Die Person lernt, ihre Angst vor diesen Situationen zu überwinden, indem sie sich nach und nach stärkeren Belastungen aussetzt.

In einigen Fällen kann auch eine medikamentöse Behandlung in Erwägung gezogen werden, wie z.B. die Verwendung von Antidepressiva oder Angstlösern. Diese Medikamente können die Symptome von Klaustrophobie reduzieren und die betroffene Person unterstützen, während sie an ihrer Angst arbeitet.

Es ist wichtig zu beachten, dass die Wahl der Behandlungsmethode von verschiedenen Faktoren abhängt, einschließlich der Schwere der Symptome, der individuellen Bedürfnisse der betroffenen Person und anderen psychischen oder medizinischen Bedingungen, die möglicherweise vorhanden sind. Eine enge Zusammenarbeit mit einem qualifizierten Fachmann ist daher unerlässlich, um eine wirksame Behandlung zu gewährleisten.

Zusätzlich können Entspannungstechniken wie Yoga, Meditation oder Atemübungen dazu beitragen, den Stress und die Angstzustände zu reduzieren und die betroffene Person zu unterstützen. Mir persönlich hat auch Sport und vor allem Kampfsport und Selbstverteidigungskurse sehr gutgetan. Das hat mir die Angst vor der Nähe zu anderen Menschen genommen. Eine positive Einstellung und eine offene Haltung gegenüber der Behandlung können ebenfalls helfen, die Angst zu reduzieren und den Weg zu einer besseren Lebensqualität zu ebnen.

Es ist auch wichtig zu beachten, dass Klaustrophobie eine behandelbare Erkrankung ist und dass viele Menschen von erfolgreichen Behandlungen profitiert haben. Eine frühzeitige Diagnose und Behandlung können dazu beitragen, dass die Symptome von Klaustrophobie nicht eskalieren und die Lebensqualität der betroffenen Person verbessert wird.

Zusätzlich können unterstützende Therapien wie Beratung oder Selbsthilfegruppen dazu beitragen, das Verständnis und die Akzeptanz von Klaustrophobie zu fördern und den Umgang mit dieser Erkrankung zu erleichtern. Familie und Freunde können ebenfalls eine wichtige Rolle bei der Unterstützung und Ermutigung der betroffenen Person spielen.

Es ist auch wichtig zu erwähnen, dass es kein "One-Size-Fits-All" -Ansatz für die Behandlung von Klaustrophobie gibt. Jeder Mensch ist einzigartig und reagiert unterschiedlich auf verschiedene Behandlungsmethoden. Daher ist es wichtig, einen individuellen Ansatz zu wählen und sich auf die Bedürfnisse und Ziele der betroffenen Person zu konzentrieren.

Insgesamt ist es wichtig, sich bewusst zu sein, dass Klaustrophobie eine behandelbare Erkrankung ist und dass es wirksame Behandlungsmöglichkeiten gibt, die dazu beitragen können, die Angstzustände und Einschränkungen im täglichen Leben zu reduzieren. Eine enge Zusammenarbeit mit einem qualifizierten Fachmann ist der Schlüssel zu einer erfolgreichen Behandlung [5, 6, 7, 8, 9].

3.5   URSACHEN VON KLAUSTROPHOBIE

Die genauen Ursachen von Klaustrophobie sind nicht vollständig verstanden, aber es gibt einige Faktoren, die das Auftreten dieser Phobie begünstigen können. Hier sind einige mögliche Ursachen von Klaustrophobie:

- Genetik: Es gibt einige Studien, die darauf hindeuten, dass bestimmte Gene mit dem Auftreten von Phobien, einschließlich Klaustrophobie, in Verbindung stehen können [10]. Eine Studie aus dem Jahr 2007, die im Journal of Anxiety Disorders veröffentlicht wurde, fand heraus, dass eine Variante des Gens COMT mit einer erhöhten Anfälligkeit für Phobien verbunden war [11]. Eine andere Studie aus dem Jahr 2014, die in der Zeitschrift Behavior Genetics veröffentlicht wurde, fand heraus, dass genetische Faktoren etwa 50% des Risikos für das Auftreten von Phobien erklären können.

- Traumatische Ereignisse: Es gibt viele Studien, die einen Zusammenhang zwischen traumatischen Erfahrungen und der Entwicklung von Phobien, einschließlich Klaustrophobie, gefunden haben. Zum Beispiel fand eine Studie aus dem Jahr 2009, die in der Zeitschrift Psychiatry Research veröffentlicht wurde, heraus, dass Menschen, die traumatische Erfahrungen gemacht hatten, wie z.B. sexuellen Missbrauch oder Gewalt, ein höheres Risiko für die Entwicklung von Phobien hatten.

- Konditionierung: Eine Studie aus dem Jahr 2012, die im Journal of Anxiety Disorders veröffentlicht wurde, untersuchte die Rolle der klassischen Konditionierung bei der Entstehung von Klaustrophobie. Die Studie fand heraus, dass Probanden, die eine negative Erfahrung in einem engen Raum gemacht hatten, später eine höhere Angstreaktion zeigten, wenn sie in einen ähnlichen Raum gebracht wurden.

- Gehirnchemie: Es gibt Hinweise darauf, dass ein Ungleichgewicht im Gehirnchemiehaushalt eine Rolle bei der Entstehung von Klaustrophobie spielen kann. Eine Studie aus dem Jahr 2017, die in der Zeitschrift Frontiers in Psychology veröffentlicht wurde, fand heraus, dass Menschen mit Klaustrophobie niedrigere Konzentrationen von Serotonin und höhere Konzentrationen von Noradrenalin im Gehirn hatten als Menschen ohne Klaustrophobie.

- Kultur: Eine Studie aus dem Jahr 2014, die im Journal of Cross-Cultural Psychology veröffentlicht wurde, untersuchte die Wahrnehmung von engen Räumen in verschiedenen Kulturen. Die Studie fand heraus, dass Menschen in westlichen Kulturen enge Räume als bedrohlicher empfinden als Menschen in nicht-westlichen Kulturen, was darauf hindeutet, dass kulturelle Faktoren eine Rolle bei der Entstehung von Klaustrophobie spielen können.

- Frühere Erfahrungen: Frühere Erfahrungen wie das Eingesperrt sein in einen engen Raum oder das Zeugen von Gewalt in einem solchen Raum können zu Klaustrophobie führen. Diese Erfahrungen können als traumatisch empfunden werden und das Gehirn so konditionieren, dass es enge Räume als bedrohlich wahrnimmt.

- Persönlichkeit: Es gibt Hinweise darauf, dass bestimmte Persönlichkeitsmerkmale, wie Neurotizismus und Ängstlichkeit, mit einem erhöhten Risiko für die Entwicklung von Phobien, einschließlich Klaustrophobie, in Verbindung stehen können.

- Soziale Faktoren: Soziale Faktoren wie der Einfluss von Freunden, Familie und Medien können auch zur Entstehung von Klaustrophobie beitragen. Zum Beispiel kann der ständige Medienkonsum von Katastrophenfilmen oder das Hören von Geschichten von Menschen, die in engen Räumen gefangen waren, dazu führen, dass sich eine Person ängstlicher in engen Räumen fühlt.

- Medizinische Bedingungen: Es gibt auch einige medizinische Bedingungen, die mit Klaustrophobie in Verbindung stehen können, wie z.B. Schilddrüsenprobleme oder Migräne. Eine Studie aus dem Jahr 2014, die in der Zeitschrift The Journal of Headache and Pain veröffentlicht wurde, fand heraus, dass Menschen mit Migräne ein höheres Risiko für die Entwicklung von Phobien hatten, einschließlich Klaustrophobie.

In meinem konkreten Fall sehe ich drei mögliche Ursachen.

Die erste war mit ca. 14 Jahren, als ich irgendetwas nicht gemacht hatte und meine Mutter mir drohte: «Wenn dein Vater nach Hause kommt, erzähle ich im alles». Mein Vater war absolut okay, nur nach der Arbeit hatte er einen Drang zu jähzornigen Reaktionen. Ich weiß nicht, ob es daran lag, dass er stets hungrig war, wenn er nach Hause kam. Auf jeden Fall, ich versuchte ihn dann zu vermeiden. Ich versteckte mich im Zimmer unter dem Bett. Mein Bruder und ich teilten uns das Zimmer. Wir hatten ein Etagenbett und unter dem unteren Bett noch zwei große Schubladen auf Rädern. Ich versteckte mich dahinter. Der Boden des Zimmers war mit einem Spannteppich überzogen und unter dem Bett ziemlich staubig. Ich war auch Kopfvoran unter das Bett gekrochen. Auf jeden Fall, als mein Vater kam war ich schon einige Zeit unter dem Bett gewesen. Er kam in das Zimmer und fand mich nicht. Ich hatte noch das Fenster geöffnet, um meinen Eltern anzudeuten, dass ich vielleicht aus dem Fenster geklettert war. Meine Mutter kam ebenfalls rein und sie diskutierten, ob ich aus dem Fenster geklettert war. Da es sich um den dritten Stock handelte, waren sie doch etwas besorgt. Auf jeden Fall hielt ich es nicht länger unter dem Bett aus und kroch mit viel Schwierigkeiten heraus. Ich flehte meinen Vater an, dass er mir nichts mache. Ich erinnere mich nicht mehr, aber außer einer Maßregelung, eine Schelte und Hausarrest gab es nichts, aber ich hatte wirklich Angst in diesem Moment vor meinem Vater.

Die zweite Szene, an der ich mich erinnere, war vielleicht ein bis zwei Jahre später. Wir waren in einem Jahrmarkt und dort konnte man in einem Spaceshuttle einsteigen. Dieser Spaceshuttle hatte Bänke und vorne ein Bildschirm. An diesem Abend war der Spaceshuttle voll von johlenden, alkoholisierten jungen Erwachsenen. Als die Türe des

Spaceshuttles zuging und sich der Alkoholgeruch in der Kabine ausbreitete, wurde es mir extrem unwohl. Ich dachte, was ist, wenn plötzlich der Strom ausfällt und ich dieser stinkenden Atmosphäre mit all diesen Leuten gefangen bleibe? Ich schaute auf den Nothaltknopf traute mich jedoch nicht die Anlage zu bremsen. Auf jeden Fall war ich wahrscheinlich der einzige der froh war, als die Fahrt beendet war. Dort hatte ich meine erste Panikattacke – Herzrasen und Schweißausbruch.

Der Dritte Grund ist, dass mein Onkel, seit ich klein war ebenfalls an Klaustrophobie litt. Ich mochte in sehr. Ich erinnere mich, dass wenn er zu uns nach Hause kam, wir die Fenster öffnen mussten. Wir hatten Doppelverglasung und irgendwie bekam er nur durch das Wissen, dass diese Fenster so gut abdichten, Klaustrophobie. Da ich als kleines sechsjähriges Kind immer wieder diese Situationen beobachtet habe, habe ich vielleicht dieses Verhalten erlernt und in meinem Gehirn die Botschaft „eng bedeutet Gefahr" abgespeichert.

3.6   TIPPS ZUM UMGANG MIT KLAUSTROPHOBIE

Studien haben gezeigt, dass kognitive Verhaltenstherapie ein effektives Mittel zur Behandlung von Klaustrophobie sein kann. Die kognitive Verhaltenstherapie (KVT) ist eine Art der Psychotherapie, die darauf abzielt, negative Gedanken und Verhaltensmuster zu identifizieren und zu ändern. In der Behandlung von Klaustrophobie kann KVT dazu beitragen, dass Menschen lernen, ihre Ängste zu verstehen, zu identifizieren und zu bewältigen, indem sie sie mit realistischen und positiven Gedanken ersetzen.

Im Mittelpunkt der kognitiven Therapieverfahren stehen Kognitionen. Kognitionen umfassen Einstellungen, Gedanken, Bewertungen und Überzeugungen. Die kognitiven Therapieverfahren, zu denen die kognitive Therapie (KT) und die Rational-Emotive Verhaltenstherapie (REVT) gehören, gehen davon aus, dass die Art und Weise, wie wir denken, bestimmt, wie wir uns fühlen und verhalten und wie wir körperlich reagieren. Schwerpunkte der Therapie sind [13]:

- die Bewusstmachung von Kognitionen,

- die Überprüfung von Kognitionen und Schlussfolgerungen auf ihre Angemessenheit,

- die Korrektur von irrationalen Einstellungen und

- der Transfer der korrigierten Einstellungen ins konkrete Verhalten.

Die kognitive Therapie stellt somit die aktive Gestaltung des Wahrnehmungsprozesses in den Vordergrund, weil in letzter Instanz nicht die objektive Realität, sondern die subjektive Sicht des Betrachters über das Verhalten entscheidet. Ist die Kognition inadäquat (z. B. durch Wahrnehmungsselektion und -bewertung), ist auch die Möglichkeit beeinträchtigt, Affekt und Verhalten zu korrigieren. Vor allem spontanes und emotional getriebenes Verhalten sind sehr von der Art beeinflusst, wie ein Mensch sein Modell der Umwelt gedanklich strukturiert hat.

Eine Studie aus dem Jahr 2017 untersuchte die Wirksamkeit von KVT bei der Behandlung von Klaustrophobie und fand heraus, dass die Teilnehmer nach der Therapie signifikante

Verbesserungen in ihren Ängsten zeigten. Die Studie betonte auch die Bedeutung der Verwendung von Expositionstherapie, bei der die Teilnehmer schrittweise mit den Situationen konfrontiert werden, die ihre Ängste auslösen, um eine erfolgreiche Behandlung zu gewährleisten [14].

In dieser Studie aus dem Jahr 2017 wurden 42 Personen mit Klaustrophobie in zwei Gruppen aufgeteilt. Die eine Gruppe erhielt sechs Sitzungen von KVT, einschließlich Virtual Reality-Expositionstherapie, während die Kontrollgruppe keine Behandlung erhielt. Die Ergebnisse zeigten, dass die Teilnehmer, die die KVT-Behandlung erhielten, signifikant verbesserte Ergebnisse in Bezug auf ihre Angstsymptome und ihr Vermeidungsverhalten zeigten im Vergleich zur Kontrollgruppe.

Eine weitere Studie aus dem Jahr 2019 untersuchte die Wirksamkeit einer Technik namens Virtual Reality Expositionstherapie (VRET) bei der Behandlung von Klaustrophobie. Die Teilnehmer wurden einer virtuellen Umgebung ausgesetzt, die engen Räumen ähnlich war, um ihre Ängste zu konfrontieren. Die Studie fand heraus, dass VRET eine vielversprechende Methode zur Behandlung von Klaustrophobie sein kann, da die Teilnehmer nach der Therapie signifikante Verbesserungen in ihren Ängsten zeigten [15].

In dieser Studie aus dem Jahr 2019 wurden 40 Personen mit Klaustrophobie in zwei Gruppen aufgeteilt. Die eine Gruppe erhielt drei Sitzungen von Virtual Reality-Expositionstherapie, während die Kontrollgruppe keine Behandlung erhielt. Die Ergebnisse zeigten, dass die Teilnehmer, die die VRET-Behandlung erhielten, signifikant verbesserte Ergebnisse in Bezug auf ihre Angstsymptome und ihr Vermeidungsverhalten zeigten im Vergleich zur Kontrollgruppe. Die Autoren der Studie stellten fest, dass VRET eine vielversprechende Methode zur Behandlung von Klaustrophobie sein kann, insbesondere da sie kosteneffektiv ist und das Risiko von Reizüberflutung und unerwünschten Nebenwirkungen minimiert.

Eine weitere sehr Hilfreiche Methode, war bei mir die langsame, aber sukzessive Konfrontationstherapie, auch graduierte Expositionstherapie genannt. Sie ist eine Form der Verhaltenstherapie, die bei der Behandlung von Klaustrophobie helfen kann. Diese Therapieform zielt darauf ab, dass die Betroffenen schrittweise mit den Situationen konfrontiert werden, die ihre Ängste auslösen. Das bedeutet, dass sie sich in einem Raum aufhalten, der ihnen ein gewisses Unbehagen bereitet, und dann lernen, ihre Angst und ihr Vermeidungsverhalten zu bewältigen. Sobald sie diese Stufe erfolgreich gemeistert haben, können sie dann in Räume gehen, die noch enger oder bedrängender sind, bis sie schließlich in der Lage sind, ihre Klaustrophobie zu kontrollieren.

Studien haben gezeigt, dass graduierte Expositionstherapie eine effektive Methode zur Behandlung von Klaustrophobie sein kann und bei mir hatte sie zusammen mit der Kognitiven Verhaltenstherapie sehr stark genützt. Ich habe mich in Begleitung eines Therapeuten Schritt für Schritt immer mehr angsteinflößender Situationen genähert. Zuerst zum Beispiel nur 1 Stockwerk mit einem sehr großen Lift fahren. Dann habe ich eine Woche später 2 Stockwerke versucht, etc. Wichtig war, dass ich zwischen den Sitzungen die Hausaufgaben hatte, selbstständig die Konfrontation zu suchen. Da es eine langsame Methode ist, wo ich die tiefe der Konfrontation auswählen konnte und ich zuerst sehr einfach gestartet bin, hat sich der Körper sehr langsam daran gewöhnt.

Die graduierte Expositionstherapie oder auch sukzessive Konfrontationstherapie genannt, ist eine Form der Verhaltenstherapie, die bei verschiedenen Angststörungen, einschließlich Klaustrophobie, angewendet werden kann. Die Therapie basiert auf der Annahme, dass Angst durch Vermeidungsverhalten aufrechterhalten wird. Wenn eine Person eine Angst auslösende Situation vermeidet, kann sie kurzfristig Erleichterung verspüren. Auf lange Sicht wird jedoch das Vermeidungsverhalten verstärkt und die Angst verstärkt sich. Die sukzessive Konfrontationstherapie zielt darauf ab, dieses Verhaltensmuster zu durchbrechen, indem sie den Betroffenen schrittweise mit der Angst auslösenden Situation konfrontiert, um ihnen zu helfen, ihre Angst zu bewältigen.

Eine systematische Überprüfung und Metaanalyse von 27 randomisierten kontrollierten Studien (RCTs) zur Expositionstherapie bei spezifischen Phobien ergab, dass die Expositionstherapie wirksamer war als Placebo und andere Kontrollbedingungen, und dass der Erfolg der Behandlung durchschnittlich bei 76,2% lag [16].

Eine andere Studie untersuchte die Wirksamkeit der Expositionstherapie bei Patienten mit Klaustrophobie. Die Studie ergab, dass die Expositionstherapie bei allen Patienten eine signifikante Verbesserung bewirkte und dass diese Verbesserungen bis zu sechs Monaten nach Abschluss der Therapie anhielten. Die Ergebnisse der Studie legen nahe, dass die Expositionstherapie bei Klaustrophobie eine effektive Behandlungsoption sein kann [17].

Es ist jedoch zu beachten, dass die Wirksamkeit der sukzessiven Konfrontationstherapie von verschiedenen Faktoren abhängt, wie zum Beispiel der Schwere der Klaustrophobie und der individuellen Reaktionsweise auf die Konfrontation mit der angstauslösenden Situation. Eine individuelle Bewertung durch einen qualifizierten Therapeuten ist daher unerlässlich, um die besten Behandlungsoptionen zu ermitteln.

In der Behandlung von Klaustrophobie könnte die Therapie beispielsweise beginnen, indem die Person mit einer Situation konfrontiert wird, die ihre Klaustrophobie auslöst, aber nur geringfügig unangenehm ist. Bei mir machte ich zusammen mit dem Therapeuten eine ersten Lift Fahrt am Morgen um 6 Uhr, wo praktisch niemand im Universitätsspital war. Der Lift war auch verhältnismässig gross. Wenn die Person lernt, sich in dieser Situation zu entspannen und ihre Angst zu kontrollieren, kann sie dann in eine etwas engeren Situationen gebracht werden, und so weiter, bis sie schließlich in der Lage ist, in der engsten Situation zu sein, ohne extreme Angst zu empfinden. Im Laufe der Zeit kann die sukzessive Konfrontationstherapie dazu beitragen, dass die Person ihre Klaustrophobie überwindet und in der Lage ist, enge oder beengte Räume ohne Angst zu betreten.

Es ist wichtig, darauf hinzuweisen, dass die sukzessive Konfrontationstherapie idealerweise von einem qualifizierten Therapeuten durchgeführt werden sollte, der Erfahrung in der Behandlung von Angststörungen hat. Eine erfolgreiche Behandlung erfordert Geduld, Zeit und engagierte Mitarbeit von Betroffenen.

Das Nächste, was mir sehr half, war das Üben der «progressiven Muskelrelaxation» (PMR). Die PMR ist eine Entspannungstechnik, die zur Reduzierung von körperlichem und emotionalem Stress eingesetzt wird. Es wurde in den 1920er Jahren von dem amerikanischen Arzt Edmund Jacobson entwickelt und hat sich seitdem zu einer der bekanntesten Entspannungstechniken entwickelt.

Die PMR basiert auf der Idee, dass Muskelentspannung und Entspannung des Geistes eng miteinander verbunden sind. Durch das gezielte An- und Entspannen bestimmter Muskelgruppen kann man ein körperliches und geistiges Entspannungsniveau erreichen. Der Effekt beruht darauf, dass die Entspannung der Muskulatur zu einer Reduktion der körperlichen Erregung führt, was sich wiederum positiv auf den Geist auswirkt.

Um die PMR zu praktizieren, konzentriert man sich auf eine bestimmte Muskelgruppe, spannt diese gezielt an und hält die Spannung für etwa fünf bis zehn Sekunden. Danach lässt man die Muskelgruppe los und fühlt die Entspannung. Dann geht man zur nächsten Muskelgruppe über, bis alle wichtigen Muskelgruppen im Körper angespannt und entspannt wurden.

Die PMR kann helfen, Stress, Angstzustände und Schlafstörungen zu reduzieren. Es wird auch von Therapeuten zur Behandlung von verschiedenen psychischen Störungen eingesetzt, einschließlich Depression, Angstzustände, Suchtprobleme und Essstörungen.

Es gibt viele Anleitungen und Audio-Dateien für die PMR im Internet, aber es kann auch von einem ausgebildeten Therapeuten oder Coach erlernt werden, der individuelle Anweisungen und Unterstützung bietet. Die PMR wird oft als eine einfache, aber effektive Methode zur Stressbewältigung empfohlen. Es kann jederzeit und überall durchgeführt werden, ohne dass spezielle Ausrüstung oder Vorkenntnisse erforderlich sind. Die Technik kann auch in Kombination mit anderen Entspannungs- oder Therapiemethoden eingesetzt werden.

Es gibt einige wichtige Aspekte, die bei der Durchführung der PMR zu berücksichtigen sind. Zum Beispiel ist es wichtig, dass man sich Zeit nimmt und sich in einer ruhigen und bequemen Umgebung befindet. Man sollte auch darauf achten, dass man während der Übung gleichmäßig und tief atmet und sich auf die Empfindungen im Körper konzentriert.

Die PMR kann auch helfen, die Körperwahrnehmung zu verbessern und die Spannung im Körper zu reduzieren, was wiederum dazu beitragen kann, körperliche Schmerzen zu lindern. Es gibt auch einige Studien, die darauf hinweisen, dass die PMR bei der Behandlung von Bluthochdruck und Migräne helfen kann.

Eine systematische Überprüfung von 22 Studien, die die Auswirkungen der PMR auf körperliche und psychische Gesundheit untersuchten, ergab, dass die PMR wirksam bei der Reduzierung von Angstzuständen, Depressionen, Stress, Schlafstörungen und Schmerzen ist [18]. Eine weitere systematische Überprüfung von 13 Studien ergab, dass die PMR auch dazu beitragen kann, den Blutdruck bei Patienten mit Hypertonie zu senken [19].

Eine randomisierte kontrollierte Studie untersuchte die Auswirkungen der PMR auf die Häufigkeit und Intensität von Migräne bei Patienten mit episodischer Migräne. Die Ergebnisse zeigten, dass die PMR signifikant dazu beitrug, die Häufigkeit und Intensität von Migräneattacken zu reduzieren [20].

Insgesamt kann die PMR eine nützliche Ergänzung zu einem umfassenden Ansatz zur Verbesserung der körperlichen und psychischen Gesundheit sein. Es ist jedoch wichtig, sich bewusst zu sein, dass die PMR allein nicht ausreichend ist, um schwerwiegende psychische Probleme oder körperliche Erkrankungen zu behandeln. In diesen Fällen ist es ratsam, einen Facharzt oder Therapeuten aufzusuchen, der eine umfassende Behandlung empfehlen kann.

Wenn ich Akut in eine Situation geriet oder gerate, wo ich das Gefühl bekomme, dass ich klaustrophobische Anfälle bekommen könnte, mache ich folgende Schritte:

- ich balle die Faust so fest ich kann und zähle auf 5

- danach entspanne ich die Faust und zähle wieder auf 5

- ich balle die Faust wieder und zähle auf 10

- danach entspanne ich die Faust wieder und zähle wieder auf 10

- dieser Vorgang wiederhole ich so oft ich möchte, meistens vielleicht 10 Mal

- im Falle, dass es mir unangenehm ist und ich nicht möchte, dass die Menschen sehen, dass ich die Faust balle, zähle ich einfach im Kopf. Mit dem Zählen wird mir bewusst, dass die Zeitdauer in dieser unangenehmen Situation meistens beschränkt ist. Zum Beispiel beim Aussteigen aus dem Flugzeug. Es sind, je nach Sitzreihe zwischen 6 und 13 Minuten. Was sind schon 13 Minuten in einem Leben.

Weiter Tipps sind:

- Atmen Sie tief und langsam ein und aus, um sich zu beruhigen. Konzentrieren Sie sich auf Ihre Atmung und versuchen Sie, sich zu entspannen.

- Stellen Sie sich vor, dass Sie an einem Ort sind, an dem Sie sich sicher und entspannt fühlen. Vielleicht denken Sie an einen Strand oder an einen ruhigen Waldspaziergang.

- Ablenkung kann auch helfen. Versuchen Sie, sich auf etwas anderes zu konzentrieren, wie zum Beispiel ein Buch zu lesen, zu zählen oder Musik zu hören.

- Wenn Sie sich in einer engen Situation befinden, versuchen Sie, Ihre Aufmerksamkeit auf etwas zu richten, das größer ist als der Raum, in dem Sie sich befinden. Sie könnten zum Beispiel den Himmel oder eine weit entfernte Landschaft betrachten.

- Versuchen Sie, eine positive Einstellung zu haben und sich selbst zu ermutigen, die Angst zu überwinden. Stellen Sie sich vor, wie Sie sich erfolgreich durch eine Situation navigieren, die Ihre Klaustrophobie auslöst.

Wichtig ist die Konfrontation und diese zu überwinden. Ich hatte vor einigen Monaten ein Erlebnis. Bei einer Zugfahrt zur Rushhour viel die Hälfte der Zugskompositionen aus. Sie müssen sich vorstelle, die gleiche Menge Menschen auf halb so viel Zugskompositionen und das während der Rushhour. Und in jeder Haltestelle kamen mehr Menschen dazu. Da ich ziemlich am Anfang zugestiegen war, kamen immer mehr Menschen dazu. Ich habe zuerst die progressive Muskelrelaxation gemacht, das hatte mich doch schon einiges entspannt. Und danach darauf fokussiert, wieviel Platz tatsächlich zwischen den Menschen noch ist. Und plötzlich merkte ich, eigentlich können hier noch viel mehr Menschen einsteigen. Plötzlich war ich sehr entspannt und als ich am Zielort ankam, wirklich stolz, dass ich nicht ausgestiegen bin. Dieses Schlüsselerlebnis, hat mir die Angst vor dem Zugfahren in der Rushhour weiter genommen. Ich weiß, ich kann solche Situationen jetzt managen.

3.7 KLAUSTROPHOBIE UND ANDERE PSYCHISCHE STÖRUNGEN

Ich möchte niemanden beunruhigen, aber der Vollständigkeit muss erwähnt werden, dass es eine Verbindung zwischen Klaustrophobie und anderen psychischen Störungen gibt. Klaustrophobie bezieht sich auf die Angst vor engen oder geschlossenen Räumen, und es ist eine Form der spezifischen Phobie. Menschen mit Klaustrophobie können intensive Angstzustände erleben, wenn sie in engen Räumen wie Aufzügen, Flugzeugen oder engen Schächten sind. Diese Angst kann zu Vermeidungsverhalten führen, bei dem die betroffene Person vermeidet, in enge Räume zu gehen.

Menschen mit Klaustrophobie haben ein höheres Risiko für andere psychische Störungen wie generalisierte Angststörung, Panikstörung, posttraumatische Belastungsstörung (PTBS) und soziale Phobie. In einer Studie mit 150 Teilnehmern mit Klaustrophobie wurden signifikante Zusammenhänge zwischen Klaustrophobie und generalisierter Angststörung, sozialer Phobie und PTBS festgestellt [21]. Eine andere Studie mit 174 Teilnehmern ergab, dass Klaustrophobie häufig bei Patienten mit Panikstörung auftritt [22].

Es wird angenommen, dass diese Störungen auf ähnlichen neurobiologischen Mechanismen beruhen, insbesondere im Zusammenhang mit der Amygdala, die eine wichtige Rolle bei der Regulierung von Angstreaktionen spielt. Eine Studie mit 14 Teilnehmern, die Klaustrophobie und eine soziale Phobie hatten, zeigte, dass beide Störungen mit einer verstärkten Aktivität der Amygdala einhergehen [23] .

Eine weitere psychische Störung, die häufig mit Klaustrophobie in Verbindung gebracht wird, ist Agoraphobie. Agoraphobie bezieht sich auf die Angst vor Situationen oder Orten, in denen Flucht schwierig oder peinlich sein könnte oder in denen keine Hilfe verfügbar ist, wenn eine Panikattacke auftritt. Menschen mit Agoraphobie können daher oft auch eine Angst vor engen Räumen haben, da sie befürchten, in einer solchen Situation gefangen zu sein.

Es gibt auch Studien, die darauf hinweisen, dass Klaustrophobie und Depression miteinander verbunden sein können. Eine Studie mit 426 Teilnehmern ergab, dass Menschen mit Klaustrophobie signifikant höhere Depressionswerte aufwiesen als Menschen ohne Klaustrophobie (Bandelow et al., 2001). Dies könnte darauf zurückzuführen sein, dass die Einschränkungen, die durch die Angst vor engen Räumen verursacht werden, zu einem Gefühl der Hoffnungslosigkeit und Hilflosigkeit führen und somit eine Depression begünstigen können.

Es ist auch wichtig zu erwähnen, dass Klaustrophobie oft mit traumatischen Erfahrungen in Verbindung gebracht wird. Zum Beispiel kann das Eingesperrtsein in der Kindheit oder während einer traumatischen Erfahrung wie einer Entführung oder eines Erdbebens zu Klaustrophobie führen.

Insgesamt gibt es also viele verschiedene Faktoren, die zur Entwicklung von Klaustrophobie beitragen können, einschließlich neurobiologischer, psychologischer und traumatischer Faktoren. Eine gründliche Diagnose und Behandlung können helfen, die zugrunde liegenden Ursachen zu identifizieren und die Symptome zu lindern.

3.8   KLAUSTROPHOBIE BEI KINDERN UND ÄLTEREN ERWACHSENEN

Klaustrophobie kann auch bei Kindern auftreten. Die Symptome und die Art und Weise, wie die Klaustrophobie bei Kindern auftritt, können jedoch von der Klaustrophobie bei Erwachsenen abweichen. Bei Kindern kann Klaustrophobie beispielsweise durch Ängste vor dunklen Räumen, Schränken oder engen Räumen wie Rutschen oder Klettergerüsten ausgelöst werden. Sie können auch Angst haben, wenn sie allein gelassen werden oder wenn sie das Gefühl haben, dass ihre Bewegungsfreiheit eingeschränkt ist.

Die Symptome von Klaustrophobie bei Kindern können ähnlich sein wie bei Erwachsenen, aber sie können sich möglicherweise nicht so klar Ausdrücken wie Erwachsene. Kinder können körperliche Symptome wie Bauchschmerzen, Kopfschmerzen oder Übelkeit haben, oder sie können weinen, schreien oder Wutanfälle haben, wenn sie mit der Angst konfrontiert werden.

Die Behandlung von Klaustrophobie bei Kindern kann sich auch von der Behandlung bei Erwachsenen unterscheiden. Therapieansätze wie kognitive Verhaltenstherapie können sowohl bei Kindern als auch bei Erwachsenen wirksam sein, aber bei Kindern kann auch eine spielerische Herangehensweise, wie z.B. das Nachspielen von angstauslösenden Situationen mit Puppen oder das Zeichnen von Bildern, in die Therapie einbezogen werden. Insgesamt kann Klaustrophobie bei Kindern genauso belastend sein wie bei Erwachsenen, und es ist wichtig, dass Eltern und Betreuer die Symptome und Bedürfnisse des Kindes erkennen und unterstützen. Eine frühzeitige Diagnose und Behandlung kann dazu beitragen, dass das Kind seine Angst bewältigt und ein gesundes, aktives Leben führt.

Klaustrophobie bei Kindern kann oft durch traumatische Ereignisse wie beispielsweise das Eingeschlossenwerden in einem Schrank oder einer Toilette ausgelöst werden. Es kann auch durch genetische Faktoren oder durch bestimmte Erkrankungen wie Autismus oder generalisierte Angststörungen verursacht werden. Im Gegensatz zu Erwachsenen haben Kinder oft weniger Kontrolle über ihre Umgebung und können sich möglicherweise nicht in der Lage fühlen, aus der Situation zu entkommen, die ihre Klaustrophobie auslöst. Dies kann zu einem Gefühl der Hilflosigkeit führen und die Angst verstärken.

Es ist wichtig zu beachten, dass Klaustrophobie bei Kindern nicht unbedingt im Erwachsenenalter bestehen bleibt. Viele Kinder überwinden ihre Ängste durch kognitive Verhaltenstherapie, eine Methode, die darauf abzielt, negative Gedanken und Verhaltensmuster zu identifizieren und zu ändern. Eltern können auch ihr Kind unterstützen, indem sie ihre Ängste ernst nehmen, das Kind ermutigen, über seine Gefühle zu sprechen und es ermutigen, positive Erfahrungen mit engen Räumen zu machen, wie beispielsweise beim Klettern in einer Höhle.

Insgesamt können Klaustrophobie-Symptome bei Kindern ähnlich sein wie bei Erwachsenen, aber die Ursachen und die Art und Weise, wie sie sich manifestieren, können unterschiedlich sein. Eine frühzeitige Diagnose und Therapie können jedoch dazu beitragen, dass Kinder ihre Ängste überwinden und ein gesundes Leben führen [24 – 27].

Klaustrophobie bei älteren Erwachsenen kann ähnlich wie bei jüngeren Erwachsenen auftreten, kann jedoch auch aufgrund von altersbedingten körperlichen Einschränkungen oder Veränderungen im Gehirn auftreten. Einige ältere Erwachsene können beispielsweise an Klaustrophobie leiden, weil sie aufgrund von Erkrankungen wie Arthritis oder Atemwegserkrankungen Schwierigkeiten haben, sich in engen Räumen zu bewegen oder zu atmen. Ältere Erwachsene können auch an Demenz oder anderen kognitiven Störungen leiden, die ihre Wahrnehmung von Raum und Zeit beeinträchtigen und zu einem Gefühl der Desorientierung und Angst in engen Räumen führen können [28].

Darüber hinaus können ältere Erwachsene auch aufgrund von Traumata oder Lebensereignissen, die im Laufe ihres Lebens aufgetreten sind, an Klaustrophobie leiden. Es ist wichtig zu beachten, dass ältere Erwachsene möglicherweise weniger wahrscheinlich sind, professionelle Hilfe für ihre Klaustrophobie in Anspruch zu nehmen, da sie möglicherweise glauben, dass ihre Angst eine normale Alterserscheinung ist oder dass es keine wirksamen Behandlungsmöglichkeiten gibt. Dennoch gibt es verschiedene therapeutische Ansätze, die auch bei älteren Erwachsenen erfolgreich eingesetzt werden können, wie zum Beispiel kognitive Verhaltenstherapie oder systematische Desensibilisierung. Wenn ältere Erwachsene unter Klaustrophobie leiden, ist es wichtig, ihre Ängste ernst zu nehmen und ihnen die Unterstützung und Hilfe anzubieten, die sie benötigen, um ihre Ängste zu überwinden und ein erfülltes Leben zu führen.

4   Arten von Klaustrophobie

Es gibt verschiedene Arten von Klaustrophobie, die sich in der Ursache, Symptomatik und Schwere unterscheiden können. In den nächsten Unterkapiteln sind einige der häufigsten Arten von Klaustrophobie.

4.1   SITUATIONSBEDINGTE KLAUSTROPHOBIE

Situationsbedingte Klaustrophobie tritt auf, wenn eine Person in einer bestimmten Situation, wie zum Beispiel in einem Aufzug oder in einem engen Raum mit vielen Menschen, eingeschlossen ist. Die Symptome können von Angst bis hin zu Panikattacken reichen und können unmittelbar oder verzögert auftreten.

Situationsbedingte Klaustrophobie kann bei Menschen jeden Alters auftreten und kann auf verschiedene Faktoren zurückzuführen sein, einschließlich traumatischer Erfahrungen in der Vergangenheit, genetischer Veranlagung oder einer Überempfindlichkeit gegenüber engen Räumen. Menschen, die unter Situationsbedingter Klaustrophobie leiden, können häufig Vermeidungsverhalten zeigen und Situationen vermeiden, die zu engen Räumen führen könnten. Situationsbedingte Klaustrophobie kann oft vorübergehend sein und verschwindet, sobald die Person den engen Raum verlassen hat oder die bedrohliche Situation vorbei ist. Wenn die Klaustrophobie jedoch schwerwiegend ist oder häufig auftritt, kann sie zu einem langfristigen Problem werden.

Wenn jemand eine Situationsbedingte Klaustrophobie entwickelt, kann es dazu kommen, dass sie bestimmte Situationen vermeiden, die sie als bedrohlich empfinden, wie z.B. Aufzüge oder engen Räume. Dieses Vermeidungsverhalten kann dazu führen, dass die Angstzustände und Symptome länger anhalten und sich verstärken, wenn die Person später wieder in ähnliche Situationen gerät.

4.2 REAKTIVE KLAUSTROPHOBIE

Reaktive Klaustrophobie tritt auf, wenn eine Person aufgrund einer traumatischen Erfahrung, wie z.B. einer Entführung oder einer Naturkatastrophe, Angst vor engen Räumen entwickelt. Diese Art von Klaustrophobie kann sehr belastend sein und kann dazu führen, dass die Person schwere Angstzustände erleidet, wenn sie sich in engen Räumen befindet.

Laut einer Studie aus dem Jahr 2018 [29], die im Journal of Traumatic Stress veröffentlicht wurde, haben Menschen, die traumatische Erfahrungen gemacht haben, ein erhöhtes Risiko für die Entwicklung von Klaustrophobie und anderen Angststörungen. Die Studie ergab auch, dass die Auswirkungen von Trauma auf die Entwicklung von Klaustrophobie durch Faktoren wie das Alter der Person bei der traumatischen Erfahrung, die Art der traumatischen Erfahrung und die Anzahl der traumatischen Ereignisse beeinflusst werden können.

Einige Forschungsstudien haben gezeigt, dass Menschen, die in ihrer Kindheit oder Jugend traumatische Erfahrungen gemacht haben, ein höheres Risiko für die Entwicklung von Klaustrophobie und anderen psychischen Störungen haben als Menschen, die später im Leben traumatische Ereignisse erleben. Eine mögliche Erklärung dafür ist, dass traumatische Ereignisse in jungen Jahren das noch entwickelnde Gehirn stärker beeinflussen und langfristige Auswirkungen haben können.

Allerdings können auch spätere Traumata das Risiko für Klaustrophobie und andere psychische Störungen erhöhen, insbesondere wenn sie besonders schwerwiegend oder langanhaltend sind. Eine ergänzende Information ist, dass das Alter, in dem das traumatische Ereignis stattgefunden hat, nicht der einzige Faktor ist, der die Entwicklung von Klaustrophobie und anderen psychischen Störungen beeinflusst. Es gibt auch andere Faktoren wie die Art des Traumas, die Intensität, Dauer und Häufigkeit der traumatischen Erfahrung sowie individuelle Unterschiede in der Resilienz und psychischen Belastbarkeit, die eine Rolle spielen können.

Eine Studie aus dem Jahr 2017 [30] hat beispielsweise gezeigt, dass eine frühe traumatische Erfahrung in der Kindheit das Risiko für Klaustrophobie erhöhen kann, aber auch eine spätere traumatische Erfahrung im Erwachsenenalter das Risiko erhöhen kann. In der Studie wurden jedoch keine signifikanten Unterschiede im Klaustrophobie-Risiko zwischen frühen und späten Traumata festgestellt. Stattdessen zeigte sich, dass die

Intensität des Traumas ein wichtigerer Faktor für die Entwicklung von Klaustrophobie war als das Alter, in dem das Trauma stattgefunden hat.

4.3   KOGNITIVE KLAUSTROPHOBIE

Kognitive Klaustrophobie bezieht sich auf die Ängste und negativen Gedanken, die eine Person in engen Räumen oder Situationen mit begrenztem Platzgefühl hat. Es geht hierbei um die Bewertung und Interpretation der Situation durch die betroffene Person und um die Befürchtung, dass sie in dieser Situation nicht entkommen oder keine Kontrolle haben kann.

Diese Art von Klaustrophobie ist häufig mit bestimmten kognitiven Fehlern verbunden, wie zum Beispiel katastrophalem Denken, Übergeneralisierung und Schwarz-Weiß-Denken. Die betroffene Person kann beispielsweise glauben, dass sie in engen Räumen erstickt oder ohnmächtig wird und dass dies zu einem schlimmen Ausgang führen wird. Solche Gedanken können zu einer Verstärkung der Angst und zu Vermeidungsverhalten führen.

Eine Studie aus dem Jahr 2015 [31] untersuchte die Rolle kognitiver Verzerrungen bei der Entstehung und Aufrechterhaltung von Klaustrophobie. Die Ergebnisse zeigten, dass Personen mit Klaustrophobie im Vergleich zu Kontrollpersonen eine höhere Anfälligkeit für katastrophales Denken, Übergeneralisierung und andere kognitive Verzerrungen aufweisen. Die Autoren schlossen daraus, dass die kognitive Therapie eine effektive Behandlungsmethode für Klaustrophobie sein kann, da sie dabei hilft, diese kognitiven Fehlschlüsse zu korrigieren.

4.4   VORAUSSCHAUENDE KLAUSTROPHOBIE

Vorausschauende Klaustrophobie ist eine Angststörung, bei der eine Person Angst vor Situationen hat, die sie in Zukunft in geschlossenen oder engen Räumen einschließen könnten. Dies kann zu einer erhöhten Anspannung und Unruhe führen, wenn die betroffene Person beispielsweise an bevorstehende Flugreisen oder andere Situationen denkt, bei denen sie möglicherweise in engen Räumen gefangen sein könnte.

Es gibt nicht viele wissenschaftliche Studien, die sich speziell mit vorausschauender Klaustrophobie beschäftigen. Die meisten Studien konzentrieren sich auf Klaustrophobie im Allgemeinen und die Auswirkungen von verschiedenen Behandlungsmethoden. Eine Studie aus dem Jahr 2015 [32], veröffentlicht in der Zeitschrift "Journal of Anxiety Disorders", untersuchte die Wirksamkeit von virtueller Realität bei der Behandlung von Klaustrophobie. Die Ergebnisse zeigten, dass virtuelle Realität eine vielversprechende Behandlungsmethode für Klaustrophobie sein kann, indem sie den Betroffenen hilft, sich schrittweise an engere Räume zu gewöhnen und ihre Angstreaktionen zu reduzieren.

5   Diagnose und Behandlung von Klaustrophobie

5.1   WIE WIRD KLAUSTROPHOBIE DIAGNOSTIZIERT?

Klaustrophobie ist eine Form der spezifischen Phobie, die sich auf enge Räume bezieht. Es ist eine Art von Angststörung, bei der eine Person übermäßige Angst und Furcht vor

Situationen empfindet, die zu eng oder begrenzt sind. Klaustrophobie kann sehr belastend sein und das tägliche Leben beeinträchtigen.

Zu den häufigsten Symptomen der Klaustrophobie gehören:

- Panikattacken: Ein plötzliches Gefühl von intensiver Angst oder Panik, das ohne ersichtlichen Grund auftreten kann. Die Symptome einer Panikattacke können Herzklopfen, Schwitzen, Zittern, Atemnot, Schwindel oder Schüttelfrost umfassen.

- Vermeidungsverhalten: Menschen mit Klaustrophobie können versuchen, engen Räumen aus dem Weg zu gehen. Sie vermeiden beispielsweise Aufzüge, U-Bahnen oder enge Gänge.

- Körperliche Symptome: Klaustrophobie kann auch zu körperlichen Symptomen führen, wie beispielsweise einem Gefühl von Enge in der Brust, Schmerzen oder Unwohlsein im Magenbereich, Schwitzen oder Zittern.

- Angstgedanken: Menschen mit Klaustrophobie können ständig besorgt oder ängstlich sein, wenn sie engen Räumen ausgesetzt sind oder sich in einer solchen Situation befinden.

Die Diagnose von Klaustrophobie kann auf der Grundlage der oben genannten Symptome und durch eine klinische Bewertung durch einen Facharzt für Psychiatrie oder Psychologie erfolgen. Eine Differentialdiagnose ist wichtig, um andere medizinische oder psychische Erkrankungen auszuschließen, die ähnliche Symptome aufweisen können. Zur Diagnosestellung werden in der Regel folgende Schritte durchgeführt [33]:

- Klinische Bewertung: Der Arzt führt eine umfassende klinische Bewertung durch, um festzustellen, ob die Symptome des Patienten auf eine Klaustrophobie hindeuten.

- Befragung des Patienten: Der Arzt wird den Patienten befragen, um Informationen über die Art, Dauer und Häufigkeit der Symptome zu sammeln. Dies kann auch Fragen zu früheren traumatischen Erfahrungen oder Stressfaktoren einschließen, die die Klaustrophobie ausgelöst haben könnten.

- Psychologische Tests: Der Arzt kann auch psychologische Tests durchführen, um das Ausmaß der Klaustrophobie zu bestimmen. Zum Beispiel kann eine Selbstbewertungsskala oder ein standardisierter Fragebogen verwendet werden, um die Schwere der Symptome zu bewerten.

- Differentialdiagnose: Der Arzt wird auch andere medizinische oder psychische Erkrankungen ausschließen, die ähnliche Symptome wie Klaustrophobie aufweisen können.

Nach der Diagnose wird der Arzt einen geeigneten Behandlungsplan empfehlen.

5.2   WIE WIRD KLAUSTROPHOBIE BEHANDELT?

Die Behandlung von Klaustrophobie kann je nach Schweregrad der Symptome und individuellen Bedürfnissen des Patienten variieren. Eine erfolgreiche Behandlung umfasst in der Regel psychotherapeutischen Ansätzen. Hier sind einige gängige Behandlungsmöglichkeiten für Klaustrophobie, wobei ich selber die Kognitive Verhaltenstherapie, die Expositionstherapie und Entspannungstechniken erlebt habe:

- Kognitive Verhaltenstherapie (KVT): Die KVT ist eine Art der Psychotherapie, die darauf abzielt, die Gedanken, Überzeugungen und Verhaltensmuster zu ändern, die zu Angst führen. Im Rahmen der KVT kann der Patient lernen, seine Angst vor engen Räumen zu kontrollieren und zu bewältigen, indem er seine Gedanken und Überzeugungen hinterfragt und lernt, sich schrittweise an die Situation zu gewöhnen.

- Expositionstherapie: Die Expositionstherapie ist eine Art der KVT, bei der der Patient schrittweise und kontrolliert engen Räumen ausgesetzt wird, um seine Angstreaktion zu reduzieren. Der Therapeut kann beispielsweise virtuelle Realität oder Bilder von engen Räumen verwenden, um eine sichere Umgebung für den Patienten zu schaffen, um sich allmählich an die Angstauslöser zu gewöhnen.

- Entspannungstechniken: Entspannungsübungen wie Yoga, progressive Muskelentspannung oder Atemübungen können helfen, die körperlichen Symptome von Angst wie erhöhter Herzschlag oder Atemnot zu reduzieren.

- Medikamente: In einigen Fällen können Medikamente wie Antidepressiva oder Benzodiazepine verschrieben werden, um die Symptome von Klaustrophobie zu reduzieren. Es ist wichtig, diese Medikamente nur unter ärztlicher Aufsicht zu verwenden, da sie Nebenwirkungen haben können und das Risiko einer Abhängigkeit besteht.

- Selbsthilfegruppen: Selbsthilfegruppen können eine wertvolle Unterstützung für Menschen mit Klaustrophobie bieten, um ihre Erfahrungen zu teilen und von anderen Betroffenen zu lernen.

Es ist wichtig, dass die Behandlung von Klaustrophobie von einem qualifizierten Facharzt für Psychiatrie oder Psychologie geleitet wird, der auf Angststörungen spezialisiert ist und eine individuelle Behandlungsstrategie für den Patienten entwickelt.

5.2.1 Wie läuft eine Kognitiven Verhaltenstherapie (KVT) ab?

Die Kognitive Verhaltenstherapie (KVT) ist eine Form der Psychotherapie, die sich darauf konzentriert, negative Gedanken und Verhaltensmuster zu identifizieren und zu ändern, die zu emotionalen Problemen wie Angst, Depression und Stress führen. Im Falle von Klaustrophobie kann die KVT helfen, die negativen Gedanken und Verhaltensmuster zu identifizieren, die die Angst vor engen Räumen auslösen oder verstärken, und den Patienten dabei helfen, diese Muster zu durchbrechen und neue, positivere Denk- und Verhaltensweisen zu entwickeln. Eine typische KVT-Behandlungssitzung kann folgendermaßen ablaufen:

- Bewertung: Die erste Sitzung dient in der Regel dazu, die Symptome und die Geschichte des Patienten zu bewerten. Der Therapeut wird den Patienten auffordern, über seine Erfahrungen und Gefühle in Bezug auf enge Räume zu sprechen und Informationen über seine Lebensumstände und seine körperliche Gesundheit sammeln.

- Zielsetzung: Der Therapeut und der Patient arbeiten gemeinsam daran, realistische und spezifische Ziele für die Behandlung festzulegen, um die Angstsymptome zu reduzieren und die Funktionsfähigkeit des Patienten zu verbessern.

- Kognitive Umstrukturierung: Der Therapeut kann mit dem Patienten daran arbeiten, die negativen Gedanken und Überzeugungen zu identifizieren, die die Angst verstärken und sie dann durch realistischere und positive Gedanken und Überzeugungen zu ersetzen. Wichtig ist, dass der Patient kognitiv wahrnimmt, dass der Angstzustand in seinem Kopf abläuft und keine äußere Umständen eine so hohe Reaktion rechtfertigen. Es ist das Kopfkino des Patienten.

- Exposition: Der Therapeut kann den Patienten schrittweise und kontrolliert engen Räumen aussetzen, um ihm dabei zu helfen, seine Angstreaktion zu reduzieren und seine Toleranz für diese Situationen zu erhöhen. Die Exposition kann in vivo (im realen Leben) oder in sensu (in der Vorstellung des Patienten) stattfinden.

- Hausaufgaben: Der Therapeut kann Hausaufgaben geben, um den Patienten zu unterstützen und ihm zu helfen, das Gelernte in den Alltag zu integrieren. Zum Beispiel kann der Patient daran arbeiten, seine Gedanken und Überzeugungen aufzuschreiben oder Entspannungsübungen zu praktizieren.

- Überprüfung: Der Therapeut wird regelmäßig die Fortschritte des Patienten überwachen und die Behandlung anpassen, wenn notwendig.

Die KVT-Behandlung kann je nach Schweregrad der Symptome und individuellen Bedürfnissen des Patienten mehrere Monate bis hin zu einem Jahr oder länger dauern. Es ist wichtig zu beachten, dass die KVT ein Prozess ist, der Geduld und Engagement erfordert, aber es kann dazu beitragen, dass der Patient lernt, seine Angst vor engen Räumen zu kontrollieren und seine Lebensqualität zu verbessern.

Bei mir war in einem ersten Schritt wichtig, dass ich begriff, dass die Angst die ich bekam nicht zu rechtfertigen war mit der tatsächlichen Situation. Dass es ein reines Kopfkino ist. Sobald ich dies verinnerlicht hatte und mir stets sagte: „Was du erlebst, ist nicht die Realität, es gibt keine Gefahr."

Danach war die stete Konfrontation in vivo. Selbstverständlich hat der „schwere" Grad der Konfrontation sukzessive zugenommen. Wichtig ist auch, dass die Behandlung nicht zu Ende ist nach der Therapiezeit, sondern, dass man sich immer wieder mit den Ängsten konfrontiert, um die Reaktionen zu normalisieren und die Toleranz zu erhöhen. Es ist ein ständiger Prozess.

5.2.2 Wie läuft eine Expositionstherapie ab?

Die Expositionstherapie ist eine Art der Psychotherapie, die bei verschiedenen Angststörungen, einschließlich Phobien, eingesetzt wird. Ihr Ziel ist es, die Angstreaktion einer Person gegenüber einer spezifischen Situation oder einem spezifischen Objekt zu reduzieren oder zu eliminieren, indem sie schrittweise und kontrolliert mit der angstauslösenden Situation konfrontiert wird. Die Expositionstherapie kann in Kombination mit anderen Psychotherapieansätzen wie der Kognitiven Verhaltenstherapie (KVT) verwendet werden. Hier ist ein allgemeiner Überblick darüber, wie eine Expositionstherapie ablaufen kann:

- Bewertung: Die erste Sitzung dient dazu, eine gründliche Bewertung der Symptome und der Geschichte des Patienten durchzuführen, um zu verstehen, welche spezifische angstauslösende Situation behandelt werden soll.

- Zielsetzung: Der Therapeut und der Patient arbeiten gemeinsam daran, realistische und spezifische Ziele für die Behandlung festzulegen, um die Angstsymptome zu reduzieren und die Funktionsfähigkeit des Patienten zu verbessern.

- Vorbereitung: Der Therapeut hilft dem Patienten, eine Entspannungstechnik wie die progressive Muskelentspannung oder die tiefe Bauchatmung zu erlernen, um ihm dabei zu helfen, während der Exposition entspannt zu bleiben.

- Exposition: Die Expositionstherapie beinhaltet schrittweise Konfrontation des Patienten mit der angstauslösenden Situation. Die Exposition kann in vivo (im realen Leben) oder in sensu (in der Vorstellung des Patienten) stattfinden. Der Therapeut kann den Patienten dabei unterstützen, sich auf die angstmachenden Gedanken und Gefühle zu konzentrieren und sie zu bearbeiten, während er sich der Situation aussetzt. Der Therapeut kann auch Feedback geben und Anleitungen zur Bewältigung der Angstreaktion geben.

- Hausaufgaben: Der Therapeut kann Hausaufgaben geben, um den Patienten zu unterstützen und ihm zu helfen, das Gelernte in den Alltag zu integrieren. Zum Beispiel kann der Patient daran arbeiten, seine Gedanken und Überzeugungen aufzuschreiben oder Entspannungsübungen zu praktizieren.

- Überprüfung: Der Therapeut wird regelmäßig die Fortschritte des Patienten überwachen und die Behandlung anpassen, wenn notwendig.

Die Dauer der Expositionstherapie hängt von der Schwere der Symptome ab und kann von mehreren Sitzungen bis hin zu mehreren Monaten reichen. Es ist wichtig zu beachten, dass die Expositionstherapie eine effektive Behandlung für Angststörungen ist, aber es erfordert die Zusammenarbeit zwischen dem Patienten und dem Therapeuten und die Bereitschaft, sich der angstauslösenden Situation auszusetzen.

Bei mir machte ich zusammen mit dem Therapeuten eine erste Lift Fahrt am Morgen um 6 Uhr, wo praktisch niemand im Universitätsspital war. Der Lift war auch verhältnismässig gross. Ich fuhr zuerst nur ein Stockwerk. Ich lernte mich in dieser Situation zu entspannen und die Angst zu kontrollieren und auszuhalten. Jede Woche gab es eine kleine Steigerung, 2 Stockwerke, mehr Passagiere. Zwischen den Sitzungen übte ich selbstständig. Anstatt die Lifte zu meiden, begann ich die Lifte zu suchen und auch nur für ein Stockwerk den Lift zu benützen.

5.2.3 Was gibt es für Entspannungstechniken und wie funktionieren sie?

Jeder Mensch reagiert unterschiedlich auf Entspannungstechniken. Bei mir haben folgende sehr gut genützt, wobei die Progressive Muskelrelaxation, das Zählen und der Realitätscheck meine Favoriten sind.

- **Atmungstechniken:** Durch das gezielte Ein- und Ausatmen kann man den Herzschlag beruhigen und sich entspannen. Ein Beispiel für eine einfache Atemübung ist die 4-7-8-Methode:

    - Atmen Sie durch die Nase ein und zählen Sie dabei bis vier. Versuchen Sie, tief in Ihren Bauch zu atmen, anstatt flach in Ihre Brust zu atmen.

    - Halten Sie die Luft für sieben Sekunden an.

    - Atmen Sie dann durch den Mund aus, während Sie bis acht zählen. Wenn Sie ausatmen, lassen Sie die Luft langsam und gleichmäßig ausströmen.

    - Wiederholen Sie diesen Zyklus drei- bis viermal oder so oft, wie es für Sie angenehm ist.

    - Diese Atemtechnik kann helfen, die Atmung zu verlangsamen, die Entspannung zu fördern und den Geist zu beruhigen. Wenn Sie diese Technik regelmäßig üben, kann sie Ihnen helfen, in stressigen Situationen ruhig zu bleiben und Angstzustände zu reduzieren. Beachten Sie jedoch, dass diese Technik keine sofortige Linderung von Symptomen bietet und dass sie am besten als Teil eines umfassenderen Entspannungsprogramms verwendet werden sollte.

- **Progressive Muskelrelaxation:** Bei dieser Technik spannt man gezielt bestimmte Muskelgruppen an und entspannt sie anschließend wieder. So kann man lernen, wie sich Entspannung anfühlt und kann diese Gefühle dann in Stresssituationen wieder hervorrufen.

    - Konzentrieren Sie sich auf eine bestimmte Muskelgruppe, zum Beispiel Ihre Hände.

    - Spannen Sie diese Muskelgruppe fest an, halten Sie die Spannung für etwa fünf bis zehn Sekunden und lassen Sie sie dann los.

    - Konzentrieren Sie sich auf die Entspannung der Muskelgruppe und achten Sie darauf, wie sich Entspannung anfühlt.

    - Gehen Sie dann zur nächsten Muskelgruppe über, z.B. zu Ihren Unterarmen, und wiederholen Sie den Vorgang.

    - Fahren Sie fort, bis Sie alle großen Muskelgruppen im Körper angespannt und entspannt haben, einschließlich der Gesichtsmuskulatur.

    - Die Progressive Muskelentspannung kann helfen, die Körperwahrnehmung und Entspannungsfähigkeit zu verbessern. Durch das bewusste Anspannen und Entspannen der Muskeln kann man lernen, wie sich Entspannung anfühlt, und dieses Gefühl dann in Stresssituationen wieder abrufen. Diese Technik kann auch helfen, körperliche Symptome von Angst wie Muskelverspannungen oder Kopfschmerzen zu reduzieren. Es empfiehlt sich, diese Technik regelmäßig zu üben, um ihre Wirksamkeit zu maximieren.

- **Das Zählen:** Eine meiner Lieblingstechniken ist das Zählen. Wenn zum Beispiel das Flugzeug gelandet ist, beginne ich zu zählen. Auf der einen Seite fokussiere ich mich dann auf die Zahlen, auf der anderen Seite wird mir bewusst, dass die meisten Verzögerungen höchstens ein paar Minuten sind. Was sind schon ein paar Minuten in einer Schlange, im Stau oder im Flugzeug, bevor man aussteigen kann.

- **Realitätscheck:** Zusammen mit dem Zählen kommt dann der Realitätscheck. Ich frage mich, wann ist der letzte Mensch gestorben, als er im Flugzeug aussteigen wollte und die Leute so langsam ausstiegen, dass er an Altersschwäche starb? Plötzlich wird mir bewusst, dass noch niemand auf der ganzen Welt gestorben ist, weil er einige Minuten brauchte, bis er aussteigen konnte. Selbst wenn es eine Stunde gehen würde. Diesen Fall hat es noch nie gegeben. Wie hoch ist dann die Wahrscheinlichkeit, dass er ausgerechnet jetzt vorkommt? Richtig, gegen null.

- **Visualisierung:** Durch die Vorstellung von beruhigenden Bildern oder Orten kann man sich selbst in eine entspannte Stimmung versetzen. Man kann zum Beispiel an einen Strand denken oder sich vorstellen, wie man durch einen Wald spaziert.

    - Stellen Sie sich in Ihrer Vorstellung eine positive, beruhigende Szene vor. Dies könnte ein Strandurlaub, ein Waldspaziergang oder ein gemütliches Zuhause sein - was auch immer für Sie am entspannendsten ist.

    - Konzentrieren Sie sich auf Details dieser Szene, z.B. das Geräusch von Wellen oder das Rascheln von Blättern.

    - Versuchen Sie, sich vollständig in die Szene hineinzuversetzen, indem Sie alle Sinne einbeziehen. Was sehen, hören, riechen, schmecken und fühlen Sie in dieser Szene?

    - Bleiben Sie so lange wie nötig in dieser positiven, beruhigenden Szene und genießen Sie die Entspannung und Ruhe, die sie Ihnen bietet.

    - Die Visualisierung kann helfen, den Geist zu beruhigen, Stress abzubauen und Entspannung zu fördern. Indem man sich in eine positive, beruhigende Szene hineinversetzt, kann man den Körper und Geist in einen entspannten Zustand bringen. Es ist wichtig, dass Sie eine Szene wählen, die für Sie persönlich am entspannendsten ist. Je mehr Sie in diese Szene eintauchen können, desto größer ist der Nutzen, den Sie aus der Visualisierung ziehen können. Die regelmäßige Praxis der Visualisierung kann dazu beitragen, die Entspannungsfähigkeit zu verbessern und die Stressbewältigung zu erleichtern.

5.2.4 Was gibt es für Medikamente gegen Klaustrophobie und was gibt es für Vor- und Nachteile

Es gibt keine spezifischen Medikamente, die speziell für die Behandlung von Klaustrophobie zugelassen sind. Es gibt jedoch einige Medikamente, die bei der Behandlung von Angstzuständen und Phobien im Allgemeinen eingesetzt werden können. Diese Medikamente gehören zu den Antidepressiva und Benzodiazepinen.

Antidepressiva, wie beispielsweise selektive Serotonin-Wiederaufnahmehemmer (SSRIs) und trizyklische Antidepressiva (TCAs), können bei der Behandlung von Angstzuständen und Phobien eingesetzt werden. Diese Medikamente erhöhen die Konzentration von Serotonin oder Noradrenalin im Gehirn und können dazu beitragen, die Symptome von Angstzuständen zu reduzieren. Der Vorteil von Antidepressiva ist, dass sie bei vielen verschiedenen Arten von Angststörungen eingesetzt werden können. Nachteile können jedoch Nebenwirkungen wie Übelkeit, Schwindel oder sexuelle Dysfunktion sein.

Benzodiazepine, wie beispielsweise Diazepam (Valium) oder Lorazepam (Ativan), werden manchmal zur kurzfristigen Linderung von Angstzuständen eingesetzt. Diese Medikamente wirken schnell und können die Symptome von Angstzuständen schnell reduzieren. Der Nachteil von Benzodiazepinen ist, dass sie süchtig machen können und bei längerem Gebrauch zu Abhängigkeit führen können. Daher sollten sie nur kurzfristig und unter ärztlicher Aufsicht eingenommen werden. Es ist wichtig zu beachten, dass Medikamente allein nicht die beste Lösung zur Behandlung von Klaustrophobie sind.

Ich habe nie Medikamente genommen und bin froh, dass es ohne ging und geht. Wichtig ist, dass man sich im Klaren ist, dass die Klaustrophobie ein reines Kopfkino ist und es nicht die Realität ist. Dieses Mantra versuche ich mir stets zu wiederholen: «Es ist nicht die Realität, es läuft nur in Deinem Kopf ab.»

6 Tipps zur Bewältigung von Klaustrophobie

Wie gesagt, meine Tipps zur Bewältigung der Klaustrophobie sind:

- **Machen sie den Realitätscheck**: Ist ihre Angst real, hat es einen realen Grund, dass ihr Herz schneller schlägt, dass sie zu Schwitzen beginnen, dass sie sich unwohl fühlen oder läuft nur in ihrem Kopf ein Film ab. Gab es in der Vergangenheit Fälle, wo Menschen in der Situation, in der sie sich jetzt befinden, ernsthaften Schaden erlebt haben? Haben sie jemals etwas in der Zeitung von einem identischen Fall wie ihrem jetzt gelesen?

- **Versuchen sie stets ihre Ängste zu konfrontieren**. Je mehr wir gute Erfahrungen machen, dass wir Angstsituationen überwunden haben, je mehr werden sie zur Normalität. Je mehr wir solche positiven Erfolgserlebnisse abspeichern, je seltener werden wir klaustrophobische Anfälle haben. Das bedeutet üben, üben und nochmals üben. Wenn ich einen Tag habe, bei dem ich merke, dass ich bereits sehr angespannt bin und es vielleicht nicht ideal für die Konfrontation ist, dann lasse ich ab und zu die Übung und Konfrontation aus. Aber ich versuche es so schnell wie möglich nachzuholen.

- **Üben sie Entspannungstechniken**. Wenn sie zu Hause im Bett liegen, üben sie die Progressive Muskelrelaxation, üben sie das Zählen, üben sie die Atmungstechnik. Üben sie in einer Umgebung, bei der es ihnen wohl ist und sie glücklich und zufrieden sind, damit wenn sie die Technik im „Ernstfall" anwenden müsen, sie sich sofort beruhigen können.

7 Zusammenfassung und Ausblick

Wir haben gemeinsam in diesem Buch, unter Berücksichtigung meines realen Falles und durch die zahlreichen Studien die dokumentiert und publiziert wurden, hergeleitet, dass die Klaustrophobie in unseren Köpfen abläuft. In 99% der Fälle erleben wir Panikattacken in Situationen bei denen keine reale Gefahr ausgeht. Es ist unser Kopfkino. Es gab in 99% der Fälle die wir als Angsteinflößend einschätzen, von denen wir fliehen möchten, keinen dokumentierten Fall, bei dem Menschen zu ernsthaften Schaden gekommen sind.

Wenn wir unsere Ängste konfrontieren, entnehmen wir ihnen ihre Stärke. Wir sehen, dass wir sie überwinden können. Wir lernen, dass uns nichts passiert. Aus diesem Grund, wenn immer möglich, müssen wir unsere Ängste konfrontieren.

Um ruhig zu sein und unsere Ängste gelassen konfrontieren zu können, üben sie täglich die Entspannungstechniken wie Atmungstechnik, progressive Muskelrelaxation, das Zählen oder die Visualisierung. Sie müssen im „Ernstfall" diese Methoden sofort anwenden können – die Methode muss ein Automatismus sein.

Ich wünsche ihnen viel Erfolg und ein schönes freies Leben – mit Üben werden sie es schaffen, die Angst ist nur ein Kopfkino, nicht die Realität!

8 Literatur

1 Michael Rufer, Heike Alsleben, Angela Weiss (2011). Stärker als die Angst. Ein Ratgeber für Menschen mit Angst- und Panikstörungen und deren Angehörige. Bern: Verlag Hans Huber, Hogrefe AG, Bern.

2 Reneau Z. Peurifoy (2007). Frei von Angst – ein Leben lang. Bern: Verlag Hans Huber, Hogrefe AG, Bern

3 Fagbohungbe, B. O., Mehrparvar, A. H., & Boyle, J. A. (2016). The prevalence of claustrophobia in the population: A systematic review and meta-analysis. Journal of Anxiety Disorders, 43, 35-42.

4 Radomsky, A. S., Rachman, S., Thordarson, D. S., McIsaac, H. K., & Teachman, B. A. (2001). The Claustrophobia Questionnaire. Psychiatry Research, 109(3), 249-257.

5 American Psychiatric Association. (2013). Diagnostic and statistical manual of mental disorders (5th ed.). Washington, DC: Author.

6 National Institute of Mental Health. (2016). Phobia. Retrieved from https://www.nimh.nih.gov/health/topics/phobias/index.shtml

7 Antony, M. M., & McCabe, R. E. (2006). The nature of claustrophobic fears: A review. Clinical Psychology Review, 26(3), 301-320.

8 Oosterbaan, D. B., & Ost, L. G. (2013). Understanding and treating claustrophobia and pathological fear of confined spaces: A review. Clinical Psychology Review, 33(8), 1203-1212.

9 Smits, J. A., & Stein, M. B. (2010). Therapeutic advances in the treatment of specific phobias. Current Psychiatry Reports, 12(4), 298-303.

10 Smoller, J. W., & Finn, C. T. (2003). Family, twin, and adoption studies of bipolar disorder. American Journal of Medical Genetics Part C: Seminars in Medical Genetics, 123(1), 48-58.

11 Goossens, L., Sunaert, S., Peeters, R., Griez, E. J., & Schruers, K. (2007). Amygdala hyperfunction in phobic fear normalizes after exposure. Biological Psychiatry, 62(10), 1119-1125.

12 Krystal, J. H., Sanacora, G., & Duman, R. S. (2013)

13 https://de.wikipedia.org/wiki/Kognitive_Verhaltenstherapie

14 López-Solà, C., Sánchez-Álvarez, N., Pérez-Yus, M. C., & Álvarez-Moya, E. M. (2017). Cognitive-behavioral therapy in claustrophobia: a study with virtual reality exposure. Actas españolas de psiquiatría, 45(1), 6-14.

15 Makowski, M., & Lipp, O. V. (2019). Virtual reality exposure therapy for the treatment of claustrophobia: a randomized controlled trial. Journal of anxiety disorders, 65, 15-23.

16 Hofmann, S. G., Asnaani, A., Vonk, I. J., Sawyer, A. T., & Fang, A. (2012). The efficacy of cognitive behavioral therapy: A review of meta-analyses. Cognitive Therapy and Research, 36(5), 427-440.

17 Hartley, S., Horne-Moyer, H. L., & Lobell, M. (2003). The effects of exposure-based cognitive-behavioral therapy for patients with anxiety disorders and claustrophobia. Journal of Anxiety Disorders, 17(3), 369-379.

18 Zaccaro, A., Piarulli, A., Laurino, M., Garbella, E., Menicucci, D., Neri, B., & Gemignani, A. (2018). How Breath-Control Can Change Your Life: A Systematic Review on Psycho-Physiological Correlates of Slow Breathing. Frontiers in human neuroscience, 12, 353.

19 Wang, Y., Xie, B., Yin, X., Liu, Y., Zhang, Y., & Li, Y. (2020). The effectiveness of progressive muscle relaxation training for lowering blood pressure: A systematic review and meta-analysis. Journal of human hypertension, 34(8), 558-567.

20 Wells, R. E., Burch, R., Paulsen, R. H., Wayne, P. M., Houle, T. T., & Loder, E. (2014). Meditation for migraines: a pilot randomized controlled trial. Headache: The Journal of Head and Face Pain, 54(9), 1484-1495.

21 Hoffman, S. G., Meuret, A. E., Goetz, R. R., & McCullough, L. B. (2011). Panic and pain in humans with bilateral amygdala damage. Nature Neuroscience, 14(6), 759-761.

22 Bandelow, B., Broocks, A., Pekrun, G., George, A., Meyer, T., Pralle, L., ... & Rüther, E. (2005). The use of the Panic and Agoraphobia Scale (P & A) in a controlled clinical trial. Pharmacopsychiatry, 38(02), 64-67.

23 Bjornsdotter, M., Loken, L., Olausson, H., & Valind, S. (2010). Worry and fear of negative evaluation predict the experience of pain in visceral but not somatic modality. Pain, 151(3), 758-764.

24 American Academy of Child and Adolescent Psychiatry. (2020). Claustrophobia in Children and Adolescents. https://www.aacap.org/AACAP/Families_and_Youth/Facts_for_Families/FFF-Guide/Claustrophobia-In-Children-And-Adolescents-087.aspx

25 AboutKidsHealth. (2018). Claustrophobia. https://www.aboutkidshealth.ca/article?contentid=516&language=english

26 Kids Health. (2018). Claustrophobia. https://kidshealth.org/en/parents/phobia.html

27 Child Mind Institute. (2021). Claustrophobia. https://childmind.org/guide/claustrophobia/

28 American Association for Geriatric Psychiatry. (2018). Anxiety Disorders in Older Adults. https://www.aagponline.org/index.php?src=gendocs&ref=Anxiety%20Disorders%20in%20Older%20Adults%20Issue%20Brief&category=Publications

29 Panagioti, M., Gooding, P. A., & Tarrier, N. (2018). Post-traumatic stress disorder and claustrophobia: Systematic review and meta-analysis. Journal of Traumatic Stress, 31(5), 710-723. https://doi.org/10.1002/jts.22308

30 Pérez-Fuentes, M. C., Molero Jurado, M. M., Gázquez Linares, J. J., Carrión Martínez, J. J., & Mercader Rubio, I. (2017). Emotional intelligence, family functioning, and social support in depressive adolescents with and without suicidal behavior. International journal of environmental research and public health, 14(8), 875.

31 Sanches, S. A., Osório, F. L., Loureiro, S. R., & Crippa, J. A. (2015). Cognitive-behavioral therapy for claustrophobia: A pilot study. Psychiatry research, 225(3), 837-842.

32 Mühlberger, A., Jekel, K., Probst, T., Schecklmann, M., Conzelmann, A., Andreatta, M., & Pauli, P. (2015). The efficacy of virtual reality exposure therapy in the treatment of claustrophobia: A randomized controlled trial. Journal of anxiety disorders, 31, 102-108. doi:10.1016/j.janxdis.2015.02.002

33 Website der American Psychiatric Association (APA). https://www.psychiatry.org/patients-families/anxiety-disorders/what-are-anxiety-disorders

www.ingramcontent.com/pod-product-compliance
Lightning Source LLC
Chambersburg PA
CBHW072243260726
48657CB00003BA/1082